# TRAITEMENT

DE LA

# PHTHISIE PULMONAIRE

PAR

**Joseph ALAVOINE**

DOCTEUR EN MÉDECINE DE LA FACULTÉ DE PARIS

Ex-interne des hôpitaux de Versailles.

PARIS

ALPHONSE DERENNE

52, Boulevard Saint-Michel, 52

1882

# TRAITEMENT

DE LA

# PHTHISIE PULMONAIRE

## OUVRAGES DU MÊME AUTEUR

---

**Système nerveux.** — Deux grands tableaux avec figures.

**Tableau d'angéiologie.** — Système artériel.

**Tableau synoptique d'anatomie** pour le premier de doctorat.

---

# TRAITEMENT

DE LA

# PHTHISIE PULMONAIRE

PAR

**Joseph ALAVOINE**

DOCTEUR EN MÉDECINE DE LA FACULTÉ DE PARIS

Ex-interne des hôpitaux de Versailles.

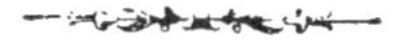

PARIS

ALPHONSE DERENNE

52, Boulevard Saint-Michel, 52

1882

# TRAITEMENT

DE LA

# PHTHISIE PULMONAIRE

PAR L'ÉLECTRICITÉ

---

## AVANT-PROPOS

Frappé de la terminaison ordinairement fatale, et souvent à courte échéance de la phthisie pulmonaire, nous avons, depuis le commencement de nos études, étudié les différents remèdes qui tour-à-tour ont été préconisés pour combattre cette terrible maladie ; aucun d'eux ne nous paraît devoir rendre de plus grands services que celui qui fait le sujet de notre travail, si ce n'est certaines stations climatériques, qui jouissent d'une réputation bien méritée. Mais sur cent phthisiques combien y en a-t-il qui peuvent s'offrir le luxe de passer une saison dans ces pays privilégiés? Tandis que le remède que nous proposons : l'électricité, est à la portée de tous les praticiens. Nous n'avons pas la prétention de dire que l'électricité est un remède infaillible contre la phthisie pulmonaire, mais nous pouvons affirmer que si elle ne nous a pas toujours donné un résultat favorable, elle nous a constamment été utile et jamais nuisible.

Avant d'entreprendre notre travail, nous devons adresser nos remercîments à notre ami le Dr Bertrand, qui a bien voulu nous aider dans nos recherches, nous communiquer ses observations, et mettre à notre disposition ses appareils.

C'est à lui que revient l'honneur d'avoir découvert cette méthode, qu'il met en pratique depuis 1867 et qui lui a donné des résultats inespérés. Les malades qu'il a soignés depuis cette époque, et dont plusieurs sont encore vivants, témoignent puissamment en faveur de l'électricité comme traitement de la phthisie pulmonaire.

Notre cadre restreint ne nous permettant pas de tracer une monographie étendue de cette maladie, monographie qui, du reste, n'apprendrait rien de nouveau, après les travaux si remarquables qui ont paru sur ce sujet, nous nous contenterons d'une esquisse générale qui servira de préambule à notre travail.

---

# CHAPITRE I

## CONSIDÉRATIONS GÉNÉRALES

La phthisie ou tubercularisation pulmonaire est la plus meurtrière de toutes les maladies connues.

Tous les climats tempérés de l'Europe lui payent un large tribut, et si l'Orient est décimé par le choléra, l'Amérique par la fièvre jaune, la France, l'Angleterre, la Russie, l'Allemagne, l'Italie, principalement les grandes villes, n'ont rien à leur envier : elles ont la phthisie.

Les maladies chroniques de l'appareil pulmonaire augmentent tous les jours, on ne saurait le nier. Les constitutions s'appauvrissent, l'excès de bien-être détermine le lymphatisme et l'affaiblissement individuel ; et si ces organismes déjà prédisposés à la maladie se trouvent par hasard ou par des circonstances fortuites exposés aux influences nocives d'une température froide et humide ou d'un milieu délétère, il faut s'attendre à voir la tuberculose se développer avec rapidité.

Quand on remarquera que des sujets sont fréquemment atteints de catarrhe pulmonaire, que la capacité vitale des poumons est diminuée, qu'à leur sommet la respiration est rude, accompagnée d'un son obscur à la percussion ; enfin que malgré leur apparence robuste une très grande fatigue succède à de légers efforts, il faut se tenir en éveil contre ces premières manifestations de la tuberculose pulmonaire et ne pas hésiter à commencer un traitement.

La tuberculose est en général d'un diagnostic facile ; les médecins voient presque toujours les phthisiques lorsque les lésions internes sont assez avancées, de sorte que l'erreur n'est guère possible. Mais par contre, dans la clientèle, on voit peu de phthisies au début, alors que les signes de la maladie sont encore assez incertains ; le malade peut vaquer à ses occupations, et si l'hérédité n'est pas à redouter, ces malades réclament rarement les conseils d'un homme éclairé.

Les causes déterminantes de la phthisie sont des plus diverses ; en premier lieu il faut mettre l'hérédité. Viennent ensuite les causes prédisposantes individuelles, telles que la misère physiologique, conséquence d'une mauvaise alimentation, de conditions hygiéniques défectueuses, de maladies graves antérieures, d'excès de toute espèce, de chagrins, de fatigues, etc. etc. ; mais la cause est souvent d'autant plus difficile à saisir que l'influence nocive, quoique ayant agi sur des milliers d'individus, les aura respectés pour la plupart, et n'en aura rendu malades qu'un nombre infinitésimal.

Quelques professions exposent ceux qui les exercent à inspirer des poussières insolubles, dures, à arêtes vives, dont l'action locale sur la muqueuse bronchique amène un état hypcrémique aigu et peu à peu le développement des tubercules.

Le début de cette maladie est toujours insidieux, j'allais dire sournois, et ne se rattache souvent qu'à des causes banales. Le malade tousse peu d'abord, et se fatigue avec facilité ; la toux devient progressivement plus fréquente, et se localise comme heure, son maximum d'intensité a lieu le soir ; bientôt le malade constate une certaine émaciation et des sueurs nocturnes.

Cette trilogie symptomatique : toux, amaigrissement, sueurs nocturnes, presque pathognomonique, suffit déjà pour faire suspecter la phthisie.

La certitude devient en peu de temps complète. A la toux s'ajoute l'expectoration, souvent hémorrhagique ; elle consiste presque toujours en quelques filets de sang auxquels les malades attachent une importance médiocre. L'oppression plus ou moins grande les empêche de marcher longtemps et surtout de monter.

Les sueurs nocturnes, d'abord limitées au creux épigastriques, se généralisent ; elles ont lieu sur toute la surface du corps, sont plus abondantes et plus visqueuses.

L'amaigrissement devient plus évident en ce qu'il atteint la face : les yeux sont caves, les pommettes saillantes, les tissus se décolorent, les muscles sont flasques et sans force, la peau trop large fait des plis.

La percussion révèle des matités et des submatités sous-claviculaires.

L'auscultation permet d'entendre des bruits de souffle, des râles divers correspondant à l'état de destruction des poumons.

A une période plus avancée, la toux est à peu près continuelle, quinteuse, difficile et grasse, souvent elle est suivie de vomissements et toujours d'expectoration abondante.

Les crachats, d'abord blancs, aérés et muqueux, deviennent gris-jaune épais, compactes, arrondis, gommeux, plus rarement teintés de sang.

L'oppression augmente et la poitrine est le siège de vives douleurs intercostales.

La percussion indique des matités et des sonorités anormales.

Mais l'auscultation fournit des signes bien plus évidents encore : le bruit respiratoire devient rude et trachéal, de gros râles crépitants mélangés à des râles sous crépitants et caverneuleux remplacés çà et là par des gargouillements, de la bronchophonie et de la pectoriloquie avec souffle amphorique et tintement métallique indiquent les divers états pathologiques des poumons.

Le phénomène le plus remarquable et le plus constant de cette période de désassimilation générale est l'apparition, la continuité et l'augmentation de la fièvre, dite *fièvre hectique*, qui accélère la marche et le développement de tous les symptômes et par conséquent de toutes les lésions.

La marche de cette maladie est ordinairement chronique ; lorsqu'elle est aiguë elle affecte trois formes principales.

1° La forme suffocante dans laquelle le malade semble atteint d'asthme névralgique.

2° La forme catarrhale qui simule une bronchite capillaire.

3° La forme typhoïde, la plus commune qu'il est presque impossible au début de ne pas confondre avec une dothiénantérie commençante.

Quant à la terminaison elle est presque toujours fatale. Lente ou rapide la mort est la règle. Le dépérissement successif, la conromption, le marasme sont les facteurs de la mort lente ; les hémorrhagies pulmonaires, les vomissements, la diarrhée colliquative accélèrent cette terminaison.

Quelquefois même les phthisiques meurent subitement et sans cause appréciable.

---

# CHAPITRE II

## CURABILITÉ DE LA PHTHISIE PULMONAIRE

Quoique la terminaison de la phthisie pulmonaire soit ordinairement fatale, il ne faut pas considérer tous les phthisiques comme voués à une mort prochaine et ne rien entreprendre pour essayer de guérir ou tout au moins d'arrêter le développement de cette maladie.

La donnée capitale (1) au point de vue de la curabibité de la phthisie est l'étendue des poumons envahis. « Je compare souvent, dit H. Benett, un poumon phthisique à une maison qui aurait pris feu. Le feu peut commencer au grenier, dans les chambres des domestiques, c'est-à-dire au sommet des poumons. Si on parvient à l'éteindre avant qu'il n'ait atteint l'étage au-dessous, le locataire de la maison souffre peu d'inconvénients par suite de l'incendie. Il peut y vivre fort à son aise dans les conditions ordinaires de la vie ; il s'aperçoit seulement qu'il a moins de place qu'auparavant, les jours exceptionnels, quand il reçoit, par exemple, la visite d'amis. Si un ou deux étages au-dessous sont détruits avant qu'on ait pu éteindre le feu, il y a gêne dans la vie journalière, mais il y a toujours

1. *Nouveau dictionnaire de médecine et de chirurgie pratiques de Jaccoud.* Art. phthisie de V. Hanot.

moyen de vivre tant bien que mal. Mais quand toute la maison est détruite, si ce n'est une chambre ou les caves, le malheureux locataire ne peut plus s'y arranger ; la vie est devenue impossible. » Sous sa forme familière cette comparaison n'en est pas moins vraie et elle formule d'une façon piquante, un des éléments de pronostic de la phthisie pulmonaire, dans laquelle on peut distinguer trois périodes :

1° Développement du tubercule ;

2° Caséification et remollissement du tubercule ;

3° Période d'excavation ou des cavernes.

La guérison de la phthisie, pendant chacune des ces périodes, est non-seulement possible mais encore assez fréquente.

Nous savons que tel n'est pas l'avis d'un grand nombre de médecins et qu'ils n'hésitent pas, lorsqu'un phthisique leur est présenté, surtout si ce malade est arrivé à la deuxième période, à prononcer un pronostic, non pas fâcheux, ce que nous admettons du reste, mais fatal, ce qui, heureusement, n'a pas toujours lieu. Et si contre leur attente, le malade revient à la santé, vit encore plusieurs années, sans éprouver aucune poussée tuberculeuse, ces praticiens, dont nous connaissons un grand nombre, préfèrent avouer s'être trompés dans leur diagnostic, plutôt que d'admettre la curabilité de la phthisie.

Quoique nous ne soyons plus au temps, où il fallait croire à l'existence d'une chose ou d'une théorie, *Quia magister dixit*, il est néanmoins certaines idées que nous devons soutenir et défendre : les unes parce qu'elles sont en rapport avec ce que nous avons observé nous-même, les autres parce que la compétence du maître qui les a émises nous paraît indéniable.

Et qui donc oserait discuter la compétence de M. le professeur Jaccoud, en ce qui concerne la phthisie?

Qu'il me soit permis de citer quelques passages du traité de phthisie de cet éminent professeur, pour prouver que la curabilité de la phthisie sort du domaine de la théorie pour entrer dans celui de la pratique :

« Le développement du tubercule, gros ou petit peut être enrayé à un moment donné de son évolution, et être transformé en un produit inoffensif, désormais sans action sur l'organisme non plus que sur le tissu voisin. Ce processus consiste dans la transformation fibreuse du néoplasme; *cette transformation n'est point exceptionnelle, elle n'est même pas absolument rare* : tout tubercule, quelle qu'en soit la forme, est soumis dès sa naissance, à deux processus opposés : l'évolution caséeuse au centre, l'évolution fibreuse à la périphérie. De la prépondérance définitive de l'une ou de l'autre de ces transformations, dépend la destinée ultérieure de la néoplasie ; elle s'étend et entraîne le tissu de l'organe dans sa destruction propre, si la caséification et le ramollissement l'emportent ; elle demeure stationnaire et dépourvue de toute influence nocive sur le tissu qui le renferme, si l'évolution fibreuse est totale.

« De par cette limitation le malade est mis en état de vivre avec ses lésions tuberculeuses réduites à l'impuissance de nuire, et tant que son état constitutionnel et les incidents pathologiques, dont l'appareil circulatoire peut être le siège, laissent cette limitation infranchissable, tant que d'autres productions tuberculeuses ne se développent pas à distance des foyers annihilés, il est à l'abri des ravages ordinaires de l'affection dont il est atteint et il est relativement guéri. »

Mais telle n'est pas toujours la marche de la guérison de la phthisie pulmonaire, guérison qui peut encore survenir durant toute la période de ramollissement du tubercule et même pendant celle d'excavation ou de caverne.

« La période d'excavation (Jaccoud *Loc. cit.*) ne doit pas être considérée comme étant, dans tous les cas, le stade ultime et terminal de la maladie, il est nécessaire de formuler à ce sujet d'importantes distinctions. Sans doute, lorsque les dépôts tuberculeux, diffus dans les poumons, subissent au même moment la fonte destructive ; lorsque sous l influence du double travail de nécrobiose et d'élimination qui les envahit, les blocs d'infiltration craquent, se fendent et s'ouvrent de toute part, entraînant dans leur destruction le tissu pulmonaire interposé, alors la phase d'excavation devient fatalement le stade terminal de la maladie et du malade, car en raison de la simultanéité et de l'étendue de ces formations cavitaires, grandes ou petites, le désordre n'est pas seulement au dessus de tout amendement, mais il est incompatible avec une durée notable, parce que l'hématose devient définitivement insuffisante faute de surface (*danger que nous combattons par notre traitement ainsi que nous le démontrerons plus loin*) et le patient succombe à l'asphysie lente s'il n'est tué par la résorption putride qui s'exerce en toute liberté sur les surfaces anfractueuses des cavernes. L'éventualité la plus favorable qui puisse être espérée en ces conditions, c'est la chute de la fièvre et le remplacement de cette période de destruction grave par un état de torpidité relative ; les combustions sont alors moins vives et les besoins de l'hématose partant moins étendus ; et une accoutumance peut s'établir, qui permet au malade de végéter tant bien que mal, avec une respiration insuffisante ; si en même temps les accidents de putridité sont conjurés, ce qui est certain dans l'espèce, vu la terminaison de la fièvre, alors malgré les délabrements pulmonaires, la survie plus longue peut dépasser quelques semaines, atteindre plusieurs mois ; car le patient échappant aux causes de mort rapide qui ont été indiquées, succombe lentement au marasme qu'amènent les spoliations organiques.

« Ce retard de la terminaison funeste, lequel, dans les conditions examinées, représente le maximum de l'espérance légitime, ne doit pas être attendu des seuls efforts de la nature. Même alors le thérapeutique active a son rôle, c'est elle qui doit combattre la putridité, c'est elle enfin qui, associée à une bonne hygiène, doit soutenir les forces de l'organisme. »

Dans cette période critique, l'électricité à laquelle on peut joindre un traitement interne rationnel, peut rendre de grands services :

Car elle augmente la surface respiratoire ; conséquence : asphyxie moins à redouter.

Elle ralentit la circulation artérielle, accélère les circulations veineuse et capillaire ; conséquence : diminution et même absence des poussées congestives.

Mais il s'en faut de beaucoup, fort heureusement, que cette période présente constamment des allures aussi précipitées et aussi meurtrières ; le travail peut être lentement progressif, en ce sens qu'il n'atteint que successivement et souvent à de longs intervalles, les infiltrations ou les dépôts tuberculeux ; dans ce cas, le danger de l'hématose par suppression brusque d'une portion de la surface respiratoire n'existe pas et les accidents dans leur ensemble sont moins graves et offrent plus de prise à la thérapeutique.

« La possibilité de la guérison de la phthisie pulmonaire, durant la période d'excavation ou de cavernes, a été mise hors de doute par les autopsies nombreuses de malades, succombant à une autre affection et présentant dans leurs poumons des cavernes cicatrisées, dont les dispositions sont au nombre de quatre principales :

« 1° La cavité persiste, elle est vide, et communique avec les bronches (cicatrice fistuleuse de Laënnec), le tissu périphérique est induré, infiltré de pigments et froncé par retrait ;

« 2° La cavité est pleine de matière tuberculeuse crétacée ;

3° La cavité est occupée par une masse fibro-cartilagineuse résultant de la végétation conjonctive de la paroi ;

« 4° La cavité disparaît par accolement des surfaces opposées et il reste une cicatrice linéaire, d'épaisseur variable, de consistance fibreuse, à laquelle aboutissent les branches terminées en cul de sac ; au pourtour existe un emphysème compensateur plus ou moins étendu ; la plèvre est épaissie, ratatinée, la paroi thoracique est déprimée, à moins que les dilatations bronchiques n'aient comblé le vide. Au centre de la bride cicatricielle, on trouve quelquefois des restes du contenu de la caverne, sous forme de bouillie crayeuse ou de concrétions calcaires solides.

« Dans tous les cas, la caverne guérie est entourée d'une zône de pneumonie interstitielle (scléreuse) qui au début du travail curateur a circonscrit la perte de substance et en a ainsi prévenu l'influence nocive sur les parties voisines. »

La deuxième période, c'est-à-dire celle de la caséification et du ramollissement du tubercule, étant arrivée, la formation d'une caverne est souvent, pour ne pas dire toujours, une circonstance favorable que l'on doit désirer et provoquer; car la cicatrisation des parois de l'excavation s'effectue plus facilement et plus promptement après l'élimination des produits pathologiques.

Il résulte donc que pour espérer guérir, ou plutôt, arrêter la phthisie pulmonaire dans son développement, les cavernes étant formées, il faudrait pouvoir remplir les conditions suivantes :

A : Au point de vue local :

1° Expulser la matière tuberculeuse déjà formée.

2° Empêcher sa reproduction en cet endroit.

3° Cicatriser les cavernes existantes.

B : Au point de vue général :

Modifier l'organisme, de façon à ce qu'il ne produise plus de nouveaux tubercules.

L'expulsion de la matière tuberculeuse a lieu par les crachats, c'est la seule voie possible. Compter sur sa destruction ou sa dessication par les réactions chimiques des médicaments internes est bien problématique; l'expérience de chaque jour le prouve. Chaque fois que dans une maladie pulmonaire, l'expectoration s'arrête, que les sécrétions bronchiques deviennent écumeuses et produisent des ronchus dans les poumons, toutes les indications s'effacent devant celle-ci : Il faut débarrasser les voies aériennes de la matière qui les obstrue sinon le malade meurt asphyxié.

Les vomitifs et les expectorants sont souvent insuffisants. Il ne reste d'autres ressources qu'à provoquer les contractions des muscles thoraciques et du diaphragme pour obtenir une respiration exagérée, réveiller la contractilité pulmonaire et l'élasticité du parois des vésicules bronchiques afin de détacher les mucosités des surfaces sécrétantes où elles adhèrent.

Ces deux indications sont remplies dans notre traitement, car par l'électricité :

1° Nous provoquons la contraction des muscles thoraciques et du diaphragme et nous obtenons ainsi une respiration exagérée ;

2° Nous réveillons la contractilité pulmonaire et l'élasticité des parois des vésicules bronchiques, et nous facilitons par conséquent et le décollement des mucosités des surfaces sécrétantes où elles adhèrent, et leur expulsion.

Ces contractions doivent être puissantes, longtemps soutenues, afin que ces matières soient conduites dans les grosses bronches, où leur expectoration est facile et naturelle.

Si le malade est averti, inconsciemment sans doute, du danger qui le menace, son désespoir lui fournira peut-être l'énergie nécessaire et suffisante à cette expulsion : car le péril donne la volonté et celle-ci engendre la puissance.

Mais il est préférable de rendre l'expectoration facile, en la déterminant peu à peu, sans que le malade soit obligé de prêter un concours trop actif et de dépenser ses forces.

L'expulsion de la matière phymique ramollie permet la

cicatrisation des cavernes ; l'air arrivant sur des surfaces et dans des cavités ulcérées peut y exercer son action topique vivifiante et les cicatriser. Sa pénétration dans les vésicules pulmonaires congestionnées, enflammées ou aplaties, les oblige à s'ouvrir et à se déplisser.

Alors l'hématose redevient possible, et l'hématose c'est la vie.

La seule action déterminée par l'expansion des cellules pulmonaires consiste dans une série de compressions et de relâchements alternatifs exercés sur les vaisseaux sanguins, formant dans la masse pulmonaire, un réseau inextricable, d'une ténuité et d'une richesse incomparables.

Il s'en suit que le mouvement circulatoire s'accélère là où il existait encore, et qu'il peut se reproduire dans les vaisseaux où il était arrêté.

Les stases sanguines, les indurations congestives disparaissent peu à peu ; avec elles s'évanouit le danger produit par les accidents inflammatoires déterminés par la présence des tubercules, et la guérison est possible.

Pour mettre en jeu les puissances contractiles de l'appareil respiratoire nous nous appuyons sur l'anatomie et la physiologie qui doivent être le point de départ de toute médication.

---

## CHAPITRE III

### DU PNEUMOGASTRIQUE. DE SON ACTION PHYSIOLOGIQUE

L'anatomie et la physiologie nous apprennent que les poumons sont sous la dépendance du pneumogastrique.

Le pneumogastrique, nerf de la dixième paire, naît sur le plancher du quatrième ventricule et sort du sillon latéral du bulbe au dessous du glosso-pharyngien et immédiatement au dessus du spinal. Il passe par le trou déchiré postérieur, descend le long de la carotide interne et de la carotide primitive, puis il entre dans le thorax en s'appliquant sur les parties latérales de l'œsophage. Il fournit à la trachée, aux poumons, aux bronches de nombreux rameaux, qui s'anastomosent avec les filets venus de la portion cervicale du grand sympathique, pour former un plexus nerveux autour de la racine des poumons ; il accompagne les bronches et l'artère bronchique jusque dans leurs divisions terminales.

Fournissant des rameaux au pharynx, au larynx, au cœur, aux poumons et à l'estomac, ce nerf tient sous sa dépendance trois grandes fonctions de l'économie : la circulation, la respiration et la digestion. Il nous paraît donc inutile d'insister sur l'importance de l'intégrité de ce nerf.

Le rôle du pneumogastrique en ce qui concerne le mécanisme respiratoire ne s'exerce que par voie réflexe, c'est-à-dire que dans l'accomplissement des actes dont l'ensemble constitue la respiration, le pneumogastrique transmet au bulbe rachidien les impressions de la surface interne des divisions bronchiques et des lobules pulmonaires, impressions qu'on traduit dans le langage ordinaire par l'expression : besoin de respirer. Cette sensation est portée par le pneumogastrique à son centre d'origine : le nœud vital, dont l'impression est réfléchie de haut en bas par tous les nerfs moteurs qui émergent de la moelle pour se porter aux muscles inspirateurs et notamnent par le nerf phrinique.

L'expérience suivante qui a été faite, chez les animaux, par un grand nombre de physiologistes, prouve bien le rôle centripète du pneumogastrique. Si on divise ce nerf et si l'on excite son bout central, les mouvements respiratoires deviendront plus intenses et le diaphragme finira, si l'excitation est trop forte, par se tétaniser et l'animal mourra en état d'inspiration tétanique.

Le pneumogastrique préside à la sensibilité des bronches, des divisions bronchiques et à la contraction des fibres musculaires des mêmes conduits. Par les filets sympathiques qu'il renferme il concourt, avec les autres rameaux sympathiques reçus par le poumon, à régulariser la circulation de cet organe.

Pour avoir une preuve de l'influence du pneumogastrique sur la contractilité des bronches, ouvrez la poitrine d'un animal auquel on a coupé les deux nerfs, fixés en tube à la trachée, et remplissez d'eau par le moyen de ce tube la trachée et les bronches, si vous faites passer un courant par le bout central des nerfs divisés, vous verrez le liquide monter dans le tube : phénomène qui ne peut se produire que sous l'influence d'une contraction des parois bronchiques.

La compression des filets périphériques du pneumogastrique produit, pour les lobules pulmonaires, où se rend ce filet, le même effet que la compression du tronc nerveux pour le poumon entier.

Dans un poumon rempli de tubercules, le pneumogastrique subit une compression générale qui en suspend les fonctions, souvent même ses filets sont détruits. Il en résulte des troubles pulmonaires graves amenant une diminution du nombre des mouvements respiratoires et une asphyxie plus ou moins lente.

Cette asphyxie occasionne l'engorgement et l'hépatisation d'une portion variable du poumon. La respiration devient de plus en plus gênée. Enfin sous l'influence de cette congestion, il survient dans les bronches une exhalation séro-œdémateuse de mucosités qui rend cette asphyxie presque complète.

Le nerf récurrent laryngé émanant du pneumogastrique fournit plusieurs rameaux cardiaques qui se réunissent avec ceux qui viennent du grand sympathique ; de plus il envoie des filets qui se rendent au cul de sac de l'estomac, ce qui explique les vomissements observés si souvent dans la cours de la phthisie.

Outre son action sur la respiration, le pneumogastrique en exerce une tout aussi remarquable sur la circulation. La section ou la compression du pneumogastrique accélère la circulation en augmentant le nombre des battements du cœur, dont il a été considéré comme le frein, comme l'a judicieusenent appelé M. le professeur G. Sée.

Si dans un organe, le poumon par exemple, le cœur lance dans un temps donné une quantité de sang supérieure à celle qu'il recevait à l'état normal, dans le même laps de temps, les désordres congestifs seront poussés à l'excès. Il se produira des ruptures capillaires et des apoplexies pulmonaires, amenant des hémoptysies quelquefois très-abondantes.

Donc dans un poumon rempli de tubercules, congestionné ou creusé de vastes cavernes, le pneumogastrique fonctionne mal ou pas du tout, le rétablissement des fonctions de ce nerf empêchera l'asphyxie de se produire, en déterminant des mouvements respiratoires plus étendus et en rendant par conséquent possibles l'hématose et l'expectoration.

Mais comment arriver à ce résultat? En exaltant d'abord l'action du pneumogastrique et en détruisant ensuite les pressions qui en altèrent les fonctions ; et c'est par l'application de l'électricité que ces indications sont remplies avec le plus grand succès.

## CHAPITRE IV

### De l'électricité. De son action sur le pneumogastrique, sur le nerf phrénique et sur les muscles de la respiration. De ses effets physiologiques et thérapeutiques.

Sauf quelques rares praticiens qui se sont occupés d'électricité thérapeutique, cet agent est en général employé d'une façon tout empirique, aussi ne produit-il pas toujours ce que l'on pourrait en espérer.

L'électricité produit des effets différents suivant la source d'où elle émane et les modifications apportées à son dégagement.

Elle affecte deux formes d'être : l'une de forte tension et d'intensité faible est représentée par l'électricité statique, l'autre de tension faible et d'intensité plus ou moins forte est constituée par l'électricité dynamique.

La première se développe par le frottement de deux corps, dont un au moins est mauvais conducteur de l'électricité ; la seconde est engendrée par des réactions chimiques localisées dans des appareils spéciaux : c'est l'électricité galvanique. Quant à l'électricité magnétique, elle est le résultat d'une influence de voisinage exercée par un aimant sur des bobines de fil métallique.

Enfin la thérapeutique utilise encore des courants d'induction de premier ou de second ordre extra courants directs ou inverses, etc., etc. qui prennent naissance dans des circuits isolés et sous l'action des courants directs des piles électriques.

Ces divers courants électriques, dissemblables d'origine, déterminent aussi des effets physiologiques et curatifs différents.

On sait que les courants induits en général ralentissent les battements du cœur par l'excitation du pneumogastrique.

Par conséquent si ce nerf altéré et comprimé par des tubercules ou toute autre cause, congestionne un poumon par accélération des battements du cœur (ainsi qu'il a été dit ailleurs), il suffira de l'exciter par un courant induit pour modifier son fonctionnement morbide et déterminer le ralentissement des battements du cœur. Ce ralentissement contribuera à la disparition de la congestion pulmonaire; un vide se produira dans les bronches et l'air ayant la possibilité de s'y précipiter l'hématose recommencera.

L'application de ces courants est donc formellement indiquée dans tous les états congestifs du poumon; il faut les surveiller de près, les interrompre dès que leur effet est produit ou quand leur influence diminue, puis les reprendre soit dans la même séance, soit dans les séances suivantes.

Les courants directs continus ou intermittents agissent sur la fibre élastique des tissus de la vie organique : cœur, poumons, vaisseaux, etc.

Par leur action on réveille la contractilité pulmonaire; les poussées congestives disparaissent, les vésicules bronchiques distendues par des mucosités ou comprimées par l'infiltration tuberculeuse, reprennent peu à peu leur élasticité et deviennent capables d'expulser les sécrétions, ainsi que les tubercules ramollis qui les obstruent. A ce moment, la circulation artérielle et veineuse se rétablit et le tubercule reste isolé dans un tissu relativement sain. Sous l'influence des mouvements respiratoires et des contractions pulmonaires, de deux choses l'une : ou la partie fibreuse l'emporte, et le tubercule se densifie sans cesse jusqu'à ce qu'il perde toute action novice, ou la partie caséeuse gagne la périphérie jusqu'à ce que les éléments cellulaires qui la composent, triturés et déformés par ces pressions incessantes, altérés d'un autre côté dans leur composition chimique par l'afflux de l'oxygène de l'air et le torrent circulatoire soient entraînés au dehors par le fait de l'expectoration et il reste alors une caverne dont les parois peuvent se cicatriser.

Deux procédés sont aujourd'hui employés dans le traitement de la phthisie pulmonaire par l'électricité :

A. — L'un qui s'appuie sur l'action physiologique du pneumogastrique et que nous sommes les seuls à avoir employé jusqu'à ce jour.

B. — L'autre, dont nous nous servons également, concurremment avec le précédent, et qui est celui des praticiens traitant la phthisie pulmonaire par l'électricité, consiste dans l'électrisation des muscles présidant au mécanisme de la respiration.

A. — Pour exciter directement le pneumogastrique, l'expérience nous a démontré que les courants qui donnaient les résultats les plus satisfaisants étaient les courants induits intermittents, qui par leurs intermittences, aussi fréquentes que possible, diffèrent très peu des courants induits continus.

Nous appliquons les deux rhéophores, terminés par une petite olive en métal recouverte de peau humide, dans l'angle que forment le sterno-cléido-mastoïdien et le bord inférieur de la branche horizontale du maxillaire inférieur. Nous appuyons légèrement de façon à déterminer une petite dépression sur le bord antérieur du sterno-cléido-mastoïdien et sur le trajet du pneumo-gastrique que nous excitons ainsi, en ayant soin de commencer par des courants très faibles. La durée des séances varie entre un quart d'heure et une demi-heure.

Sous l'influence de ces courants, les poumons se dilatent, les mouvements respiratoires augmentent d'ampleur et diminuent de nombre ; le cœur lui-même participe à ces phénomènes, ce qui est constaté par le pouls du patient.

Une autre manière de provoquer l'action réflexe du pneumogastrique a été indiquée par Duchenne de Boulogne.

« L'excitation de la sensibilité de la peau du thorax et surtout de la région précordiale est un des meilleurs moyens de traiter par action réflexe certains troubles graves de l'innervation du cœur et des organes qui président à la respiration.

« La respiration artificielle à l'aide de la faradisation des nerfs phréniques par des courants induits intermittents est en général le mode d'excitation électrique, l'un des meilleurs, dans les cas d'asphyxie résultant du fonctionnement morbide du pneumogastrique.

« L'excitation par action réflexe du bulbe, à l'aide de la faradisation cutanée de certaines zônes du thorax peut modifier ou guérir :

« 1° Des troubles graves de la circulation, symptomatiques

d'un état paralytique des nerfs vagues, produisant des syncopes quelquefois mortelles par arrêt du cœur.

« 2° Des désordres de la respiration, par exemple la parésie ou la paralysie des muscles expirateurs ou muscles bronchiques de Reissessen.

« 3° L'apnée simple ou l'apnée comateuse qui produisent consécutivement une accumulation de mucosités bronchiques et par suite l'asphyxie.

« Dans ce procédé, un rhéophore humide (un disque métallique recouvert de peau humide) est mis en communication avec un des pôles de l'appareil d'induction et placé dans la région dorsale, au niveau de l'insertion du diaphragme. Le deuxième rhéophore, en rapport avec l'autre pôle, est tenu entre les mains de l'opérateur. Alors celui-ci après avoir desséché à l'aide d'une poudre absorbante (poudre de riz ou de lycopode) la partie de la peau à faradiser, passe rapidement la face dorsale de sa main libre préalablement desséchée sur les points qu'il veut exciter, c'est-à-dire sur la région précordiale, principalement au niveau de la pointe du cœur, en ayant soin de commencer par une dose excessivement faible, puis en augmentant graduellement l'intensité des courants d'induction, dont les intermittences doivent être très rapides, jusqu'à provoquer à la peau un léger picotement. Au bout de quelques minutes et pendant le passage du courant le pouls diminue de fréquence, se régularise et se développe.

« Puisque dans cette sorte d'expérience thérapeutique, l'excitation de la sensibilité de la peau, pratiquée dans la région précordiale, a le seul pouvoir de modifier et même de dissiper, par son action réflexe, les désordres graves de la circulation, occasionnés par un état morbide de l'innervation du pneumogastrique, il est rationnel d'en conclure qu'il existe un rapport intime d'innervation, entre la sensibilité cutanée de la zône précordiale et l'origine du pneumogastrique ; en d'autres termes : que la zône cutanée précordiale est réflexogène du pneumogastrique.

« Mais le centre réflexogène maximum du pneumogastrique varie selon l'organe auquel se distribue ce nerf ; ainsi tandis que pour le cœur, le centre réflexogène est la région précordiale, pour les poumons il a son siège au niveau de l'angle inférieur de l'omoplate. On peut donc conclure que la sensibilité de la zône cutanée de la région thoracique postérieure, qui correspond au niveau de l'angle inférieur de l'omoplate est spécialement en rapport d'innervation avec les points d'origine des fibres nerveuses qui animent les muscles expirateurs intrinsèques (muscles bronchiques de Reissessen).

« Lorsque la faradisation cutanée ne suffit pas, on doit recourir à la faradisation des nerfs phréniques, qui en faisant contracter le diaphragme, agrandit à la fois le diamètre vertical du poumon et son diamètre transversal dans sa moitié inférieure, comme le démontrent les expériences électro-physiologiques. C'est à coup sûr un des meilleurs moyens de provoquer la respiration artificielle et d'imiter la respiration naturelle.

« Le nerf phrénique qui tire son origine des troisième, quatrième et cinquième paires cervicales, descend, on le sait, de dehors en dedans, en avant du scalène antérieur, et s'enfonce ensuite dans le médiastin pour se jeter dans les piliers du diaphragme. C'est sur la face antérieure de ce scalène qu'il faut exciter le nerf phrénique que l'on met en rapport avec les rhéophores d'un appareil d'induction (Tous les appareils d'induction sont propres à cette opération pourvu qu'ils se graduent exactement et que leurs intermittences soient très rapides). Les rhéophores, d'un petit volume, sont terminés par une extrémité conique et recouverte d'une peau humide.

« La faradisation localisée du nerf phrénique offre quelques difficultés parce que le scalène est recouvert par le sterno-cleïdo-mastoïdien et le peaucier. Voici comment on parvient, chez l'homme, à localiser l'excitation électrique dans le nerf phrénique.

« On s'assure d'abord de la position du scalène antérieur en déprimant la peau de dehors en dedans avec deux doigts placés au niveau du bord externe du faisceau claviculaire du sterno-cleïdo-mastoïdien. Alors on écarte les doigts qui par une pression continue maintiennent la peau déprimée au devant du scalène, puis on place un des rhéophores dans leur intervalle et de manière à croiser la direction du nerf phrénique.

« Pendant qu'un aide tient le rhéophore ainsi posé, le second rhéophore est placé de la même manière, sur le scalène antérieur du côté opposé : alors l'opérateur saisissant par les manches isolés les deux rhéophores, qu'il maintient solidement appliqués sur les scalènes, met l'appareil en mouvement. A l'instant où l'on fait passer le courant dont les intermittences sont très rapides, les côtes inférieures s'écartent et les parois abdominales se soulèvent pendant que l'air pénètre dans les poumons. Après une ou deux secondes on interrompt le courant ; l'expiration se produit, ainsi de suite... »

Mais besoin n'est pas de prendre autant de précautions et de chercher à localiser l'excitation électrique dans le nerf phrénique.

Au lieu de rhéophores coniques on se sert de rhéophores à large surface, d'éponges enfoncées dans des cylindres métalliques par exemple, que l'on pose sur les côtés du cou dans le point indiqué ci dessus, et l'on fait passer le courant d'induction comme nous venons de l'indiquer. Par ce procédé on excite à la fois, avec le nerf phrénique, les plexus brachial et cervical et la branche externe du spinal. Il en résulte une plus grande dilatation de la poitrine avec l'élévation des épaules qui favorise les mouvements respiratoires.

La respiration pulmonaire n'est autre chose qu'une série de mises en contact au niveau de la surface pulmonaire, entre des quantités variables et incessamment renouvelées, de sang et d'air atmosphérique. Il en résulte que ce dernier doit constamment être attiré dans la poitrine, puis repoussé au dehors, après avoir modifié par son contact, une certaine quantité de sang et avoir été modifié lui-même : une certaine quantité d'air pur viendra le remplacer pour être expulsé à son tour.... Ces mouvements alternatifs d'entrée et de sortie de l'air, désignés sous le nom d'inspiration et d'expiration, sont déterminés par certains actes mécaniques auxquels prennent part un grand nombre de muscles.

B. — Le procédé des praticiens qui traitent la phthisie pulmonaire par l'électricité consiste dans la mise en jeu de ces muscles, principalement des masses musculaires du dos et de la poitrine par des décharges électriques. Ces mouvements d'inspiration et d'expiration forcées sont très utiles sans doute, mais les malades redoutent les commotions énergiques et les repoussent presque toujours ; il est donc préférable de s'en abstenir et de ne les employer qu'avec toute la prudence possible.

Les premières applications de l'électricité ont pour effet d'augmenter l'expectoration d'une quantité notable, mais bientôt après elle diminue, et à la fin du premier mois, elle est presque nulle, sauf dans les cas de destruction très avancée et de ramollissement en masse. En même temps la fièvre tombe ; la respiration étant possible, l'hématose peut s'accomplir et la dyspnée n'empêche plus le malade de dormir.

L'appétit renait, les sueurs nocturnes disparaissent, la rénovation organique recommence, et le malade accuse un mieux sensible.

L'application de ce traitement doit être faite avec l'attention la plus méticuleuse et un soin très scrupuleux. Les appareils électriques ne sont pas des machines intelligentes, capables de diriger par elles-mêmes leur action là où elle peut être utile. Employées sans discernement, elles peuvent ne produire aucun effet salutaire, devenir inutiles et même nuisibles.

Chaque jour, l'opérateur doit, pour ainsi dire, dresser la topographie de l'organe qu'il veut désobstruer, déterminer les points enflammés, ceux qui le sont moins, ceux dans lesquels gisent les masses tuberculeuses ou des cavernes, etc., etc... Après cette étude, il sera apte à traiter son malade sans se diriger au hasard.

Quand la séance est terminée le phthisique respire mieux. Des îlots de poumon, sains, mais aplatis, se sont déplissés, l'air atmosphérique peut les remplir ; les bruits stéthoscopiques ne sont plus les mêmes. Il faut que le médecin observe toujours son malade, qu'il l'étudie minutieusement avec tous les moyens d'investigation qu'il possède et que, prévoyant avec sagesse les modifications à déterminer, il les produise d'une façon absolue. Toute hésitation est funeste ; il faut que le médecin ne laisse aucun doute dans l'esprit du malade qui met en lui son espoir et sa confiance. La précision des notions qu'il aura acquises et la certitude de sa puissance lui permettront de remplir cette indication capitale ; car, un malade convaincu que sa guérison est possible, suivra plus docilement les conseils de son médecin et arrivera presque toujours à une guérison plus probable et plus prompte que le patient incrédule.

La méthode du traitement de la phthisie pulmonaire par l'électricité emprunte toute son efficacité à la pénétration de l'air dans les poumons, et chez les tuberculeux ce défaut de pénétration d'air amène :

1° La dilatation incomplète des vésicules pulmonaires;

2° L'accélération du rythme respiratoire pour suppléer par le nombre des inspirations à l'ampliation restreinte des poumons ;

3° L'accélération de la circulation artérielle produite par la fréquence des mouvements respiratoires ;

4° Le ralentissement de la circulation veineuse et de la

circulation capillaire déterminés par la diminution de la force aspirante de la poitrine ;

5° Le ralentissement de l'élimination et de l'assimilation des matériaux organiques, autrement dit ralentissement de la rénovation organique produit par une moindre absorption d'oxygène ;

6° Défaut de stimulation des centres nerveux sous l'influence d'un sang moins chargé d'oxygène.

Par la pénétration de l'air dans les poumons on obtient :

1° Développement plus complet des vésicules pulmonaires ;

2° Diminution de la fréquence des inspirations ;

3° Ralentissement de la circulation artérielle ;

4° Accélération des circulations veineuse et capillaire ;

5° Activité plus grande de la rénovation organique démontrée, d'une part, par l'augmentation d'acide carbonique exhalé et d'urine sécrétée, d'autre part, par l'augmentation d'appétit ;

6° Stimulation plus grande du système nerveux sous l'influence d'un sang plus artériel.

Sous l'influence de l'électricité, la capacité vitale des poumons a toujours augmenté immédiatement ; cette augmentation s'accroît de semaine en semaine. En même temps, les inspirations étant plus vastes et plus profondes, leur nombre diminue et par conséquent l'oppression disparait.

Les différences notables que l'on observe chez un tuberculeux entre le nombre des inspirations pendant les premières et les dernières séances tient à une guérison progressive des parties malades des poumons et à un déplissement des vésicules pulmonaires comprimées.

C'est un phénomène analogue à celui qui se passe dans l'action de chanter. Le chant congestionne le poumon, de sorte qu'à un moment donné, la respiration devient haletante, le chanteur suffoqué ne peut introduire dans son organe une assez grande quantité d'air ; il en résulte que, n'ayant plus assez de souffle pour faire vibrer le larynx, le son y perd de son intensité et de sa hauteur.

On remédie à cet accident en forçant les vésicules pulmonaires qui ne fonctionnent pas à se déplisser sous l'action du courant électrique ; le succès est immédiat.

Quant à l'accélération de la circulation artérielle résultant de la fréquence des mouvements respiratoires ;

Quant au ralentissement de la circulation veineuse et capillaire causé par la diminution de la force aspirante des poumons ;

D'après ce que nous venons de dire :

Il y aura ralentissement de la circulation artérielle, puisque sous l'influence de l'électricité il y a diminution du nombre des mouvements respiratoires ;

Il y aura accélération de la circulation veineuse et capillaire puisque les inspirations sont plus vastes et plus profondes.

Ces deux indications : ralentissement de la circulation artérielle ;

Accélération de la circulation veineuse et capillaire, sont d'une importance capitale dans le traitement de la phthisie pulmonaire, car dans cette affection, quelle que soit la période que l'on ait à traiter, le phénomène suivant se produit :

Supposons un phthisique à la troisième période : celle

de l'excavation de la caverne. Les divisions de l'artère pulmonaire (sang noir destiné à l'hématose) sont oblitérées à une certaine distance de la zône indurée qui forme la paroi de la caverne; au contraire, les divisions des artères bronchiques, et en cas d'adhérences pulmonaires, celles des médiastines et intercostales (sang rouge) pénétrant ces parois, les alimentent, mais restent étrangères aux tubercules eux-mêmes, qui sont complètement dépourvus de vaisseaux. Les poumons tuberculeux reçoivent donc moins de sang noir et l'hématose est diminuée; ils reçoivent au contraire plus de sang rouge ou nutritif : et c'est malheureusement pour une nutrition morbide (N. Guillot).

Enfin, l'expérience nous apprend que l'électricité est un excitant général et que sous son influence toutes nos fonctions s'exercent plus rapidement et plus énergiquement.

Un autre avantage de l'électricité est que, loin d'exclure l'administration de médicaments internes elle en favorise l'absorption et l'assimilation par ses propriétés d'excitant général de l'organisme. Chaque praticien peut donc y ajouter son remède de prédilection.

A la toux on opposera les diverses préparations narcotiques indiquées dans le codex, en ayant soin de les varier quant à leur dose, leur nature et leur forme. A l'opium, à la morphine, à la codéine on pourra substituer, suivant le cas, la belladone, la jusquiame, le bromure de potassium, le chloral; à la forme de poudre, de pilules, on pourra préférer les sirops, les solutions, les vins.

La fièvre sera jugée par les composés quiniques.

Les sueurs nocturnes seront combattues par le plomb, la poudre d'agaric.

L'état inflammatoire des poumons sera avantageusement modifié par les révulsifs locaux : teinture d'iode, vésicatoires et surtout cautères et pointes de feu.

Dans bien des cas, les cautères sont préférables aux vésicatoires ; ils agissent plus rapidement, plus profondément et sont moins douloureux.

Les pointes de feu sont souvent efficaces. On les applique dans les espaces intercostaux ; leur action est très vive et elles n'empêchent par les malades de vaquer à leurs occupations. Très fréquemment elles détruisent des névralgies intercostales si douloureuses et si rebelles. On obtient quelquefois par ce procédé la cessation complète d'hémoptysies abondantes et dangereuses, que rien n'avait pu arrêter.

L'expectoration pourra être modifiée par diverses substances dites expectorantes, balsamiques, désinfectantes.

L'état général de la constitution, l'inanition minérale principalement seront combattus par tous les reconstituants : les toniques, l'huile de foie de morue à haute dose, les sels de chaux, le quinquina et tous les aliments d'épargne.

L'alimentation sera surveillée de près, et augmentée par l'emploi de la viande hachée, prise crue, et des vins généreux. Les digestions seront surveillées avec soin ; et la dyspepsie, si elle existe, combattue par l'usage de la pepsine.

Les vomissements et la diarrhée seront l'objet des préoccupations du médecin.

Nous ne voulons pas passer en revue, ni énumérer tous les remèdes qui ont été préconisés pour combattre la phthisie pulmonaire. Le médecin trouvera dans l'arsenal pharmaceutique de quoi satisfaire aux diverses indications symptomatiques que son malade présentera. A son remède de prédilection, il pourra ajouter celui que nous proposons et nous sommes convaincu qu'il en retirera les plus grands avantages.

Parmi les nombreux cas de guérison, que nous avons obtenus par notre méthode, nous allons en citer deux ou trois qui remontent à plusieurs années et dont le succès ne s'est pas démenti.

---

# OBSERVATIONS

## Observation I

M. D. est aujourd'hui âgé de 36 ans ; sa mère est morte phthisique quand il était en bas âge. Elle l'a allaité. Il s'agit donc probablement ici d'une phthisie héréditaire et non d'une phthisie acquise, d'autant plus que la sœur de M. D. est morte phthisique.

En avril 1870, M. D. alors âgé de 25 ans s'apercevant d'une diminution notable de son embonpoint, et d'une fatigue extrême à la suite du moindre travail soit intellectuel, soit physique, vint consulter le Dr Bertrand qui constata de vastes dépôts tuberculeux en avant et en arrière de chaque sommet pulmonaire.

Le malade dit que depuis quelque temps, il avait perdu l'appétit, qu'il vomissait assez fréquemment après ses repas, qu'il avait beaucoup maigri, qu'un rien le fatiguait, qu'il éprouvait parfois une certaine oppression, qu'il crachait beaucoup, qu'il avait même à différentes reprises rendu des crachats teintés de sang ; et qu'enfin il était sujet à des sueurs nocturnes abondantes.

A l'inspection le thorax ne présente rien d'anormal.

Percussion : en avant et en haut sous les deux clavicules submatité, plus prononcée du côté droit. Cette différence était encore plus sensible en arrière, car du côté gauche, la sonorité paraissait normale, dans la fosse sus épineuse, tandis qu'au niveau de celle du côté droit il y avait manifestement de la matité. Cette différence de sonorité fut du reste confirmée par l'auscultation.

On notait en effet sous le clavicule gauche un affaiblissement du murmure respiratoire et une expiration prolongée ; en arrière du même côté, rien qu'une légère diminution du murmure vésiculaire.

A droite et en avant : rudesse de la respiration ; quelques râles crépitants, en arrière au niveau de la fosse sus-épineuse, à des râles crépitants venaient s'ajouter quelques craquements humides. La voix était plus résonnante, beaucoup plus à cet endroit que du côté opposé :

Dans les autres régions du poumon rien de particulier. Les battements du cœur fréquents, 85, ne présentaient à part leur fréquence rien d'anormal.

La première application d'électricité, faite le 28 avril 1870, et consistant dans l'excitation du pneumogastrique, au moyen des courants induits intermittents très faibles, comme nous l'avons expliqué plus haut, donna les résultats suivants.

Le pouls, sous l'influence de l'électricité, de 85 tomba à 60 et le nombre des inspirations de 24 descendit à 18.

Ces mêmes phénomènes se reproduisirent, à peu près dans les mêmes proportions, pendant tout le temps que dura notre traitement, auquel vint se joindre une thérapeutique interne : huile de foie de morue, hypophosphite de soude et viande crue.

Dès les premiers jours M. D. accusait un mieux sensible, il était moins oppressé, respirait plus facilement, avait meilleur appétit, se fatiguait moins facilement ; ses sueurs nocturnes étaient beaucoup moins abondantes, en un mot il se sentait marcher vers la guérison.

Le 15 mai, la percussion et l'auscultation révélèrent un changement notable dans l'état des poumons.

Percussion normale, si ce n'est au niveau de la fosse sous-épineuse droite où il y avait encore de la submatité. L'auscultation y faisait également découvrir des râles crépitants, et un affaiblissement du murmure respiratoire. M. D. nous dit qu'il toussait encore un peu, et que ses crachats étaient moins abondants qu'autrefois.

Enfin le 30 juin 1870 M. D. dont l'état général s'était singulièrement amélioré, ne souffrant plus, cessa tout traitement.

Quelques mois après, la guerre contre la Prusse est déclarée ; M. D... rejoint un régiment et fait toute la campagne comme mobile ; malgré les fatigues excessives, l'intempérie de l'air, les privations nombreuses qu'il dut supporter, il fut toujours bien portant jusqu'au premier septembre 1873.

A cette date, jour de l'ouverture de la chasse, malgré une pluie glaciale et torrentielle qui toute la journée tomba sans discontinuer, D..., n'hésita pas à se livrer à ce violent exercice ; mais le 3 se déclarait une pneumonie double, aiguë entraînant à sa suite une poussée de la tuberculose ; le 25 septembre la pneumonie était guérie, mais au sommet de chaque poumon existait une caverne révélée par les crachats, la percussion et l'auscultation.

Le même traitement qu'en 1870 fut institué pendant deux mois et amena la cessation des phénomènes morbides.

En mai 1874, une nouvelle poussée tuberculeuse fut traitée et guérie par un mois d'électricité.

Depuis, M. D..., a constamment joui d'une santé excellente : il est marié et père de deux enfants. Nous l'avons vu, encore le mois passé chez le Dr Bertrand, où il vient de temps à autre, et nous l'avons examiné attentivement : la voix amphorique, l'exagération de sonorité aux deux sommets des poumons ne peuvent laisser aucun doute sur l'existence des lésions qui existent dans ces deux organes. Il est évident que chaque poumon présente à son sommet une caverne ; mais cette caverne ne sécrétant plus depuis quelques années, n'est-on pas en droit d'affirmer que ses parois se sont cicatrisées et que cette cicatrisation est le résultat du traitement qui a été institué?

### Observation II

Il s'agit d'un homme de quarante deux ans, M. H... qui est aujourd'hui gardien de la paix de la ville de Paris. C'est le cas où l'électricité nous a donné les résultats les plus inespérés et les plus satisfaisants, vu la gravité et l'étendue des lésions au moment où le traitement à été commencé. H... a été pendant quatorze ans militaire, et soigné à diverses reprises au Val-de-Grâce comme tuberculeux. Souvent il était atteint d'abondantes hémoptysies qui dégénéraient en de véritables vomissements de sang. L'expectoration abondante et la suppuration considérable ne laissent aucun espoir de sauver ce malade qui est réformé comme phthisique.

Quelques jours après sa sortie du Val-de-Grâce ayant entendu parler de notre traitement par un de ses amis, il vint nous consulter.

Son état général et l'état particulier de ses poumons nous firent concevoir un pronostic fatal.

Son émaciation était extrême. Ses yeux caves, entourés d'une zône noirâtre, ses pommettes rouges, sa face pâle et décharnée, sa démarche chancelante suffirent pour faire le diagnostic dès que nous l'aperçûmes.

Tous les symptômes caractéristiques de la phthisie pulmonaire arrivée à la dernière période étaient évidents, indiscutables.

En avant et en haut de la poitrine au-dessus des deux clavicules une large salière; au-dessous des clavicules une dépression remarquable. La dyspnée était extrême, H... ne pouvait se livrer au moindre exercice sans être en proie à une oppression extrême. La toux était quinteuse, fréquente, et amenait l'expulsion de cachats abondants et muco purulents que l'on rencontre dans la période ultime de la phthisie. Le pouls était à 96; la respiration fréquente (38) ne déterminait que de très légers mouvements de la partie supérieure du thorax. Les vibrations thoraciques étaient augmentées au dessous des clavicules et en arrière au niveau des fosses sus épineuses.

La percussion donnait en avant du côté gauche, une matité s'étendant à trois travers de doigt au-dessous de la partie moyenne de la clavicule, et dans un espace assez grand, cette matité que l'on observait également au niveau de la fosse sus épineuse gauche était remplacée, du côté droit en avant et en arrière, par un bruit métallique.

Par l'auscultation, on percevait, disséminés dans les deux poumons, de râles sous-crépitants et sibilants. Aux deux sommets la respiration caverneuse, le gargouillement, les râles caverneux, la pectoriloquie, en un mot tous les signes pathognomoniques sthétoscopiques de vastes cavernes nous firent présager une terminaison fatale.

Néanmoins le traitement fut commencé (3 avril 1872) : il consista en applications d'electricité sur le trajet du pneumogastrique, d'après le procédé que nous avons indiqué plus haut. A l'électricité vint se joindre une thérapeutique interne : huile de foie de morue, lacto-phosphate de chaux et viande crue. Dans la première séance d'électricité, le pouls tomba de 96 à 68, et la respiration de 38 à 23. Le malade nous dit qu'il lui semblait que sa poitrine se dilatait pour absorber une plus grande quantité d'air. Immédiatement après la séance qui dura quinze minutes, il fut pris d'une violente quinte de toux, à la suite de laquelle eut lieu une expectoration abondante, presque une vomique.

Pendant le premier mois de traitement, il n'y eut pas de changements notables dans l'état particulier des poumons ; mais son état général s'était singulièrement amélioré : l'appétit lui était revenu, il ne vomissait plus que très rarement ; il n'avait plus de diarrhée ; ses sueurs nocturnes étaient moins abondantes et le fatiguaient beaucoup moins.

A la fin du mois de mai, les râles sous-crépitants et sibilants que l'on avait observés, disséminés dans les deux poumons, au commencement du traitement, avaient presque totalement disparu. Les séances d'électricité étaient suivies d'une expectoration moins abondante, et dans leur intervalle H... crachait, toussait beaucoup moins, et il n'était oppressé qu'à la suite d'un effort assez violent, ou d'une marche rapide. Les sueurs nocturnes avaient disparu. Ses forces et son embonpoint lui étaient en partie revenus. Son facies avait changé. Ses yeux n'étaient plus aussi caves, ses pommettes aussi rouges. Il n'avait plus la démarche chancelante et traînante des phthisiques à leur déclin.

L'abaissement du pouls (78) et de la respiration (28) en dehors de toute excitation électrique du pneumogastrique, nous firent alors présager, contre notre attente première, une prochaine guérison. Peu à peu tous les symptômes pathologiques qu'il présentait, au début du traitement, s'amendèrent. Pendant le mois de juillet il ne vint plus que trois fois par semaine se faire électriser et il cessa complétement au mois d'août 1872. Dès le mois de juin il avait cessé tout traitement interne.

Depuis cette époque, jusqu'à ce jour, H..., n'a eu aucune poussée tuberculeuse et ses poumons, du reste très remarquables, sont dans le même état que lorsqu'il a cessé de se faire électriser. Nous le voyons fréquemment, presque toutes les semaines, et nous l'auscultons de temps à autre pour nous assurer de l'état de ses poumons. Une grande partie de ces organes a disparu. L'auscultation révèle aux deux sommets des cavernes vides et béantes. L'expectoration étant nulle, il faut admettre que leur surface interne ne sécrète plus, qu'elle est tapissée d'un tissu cicatriciel dur et résistant, tissu de pneumonie interstitielle (scléreuse) qui a circonscrit la perte de substance et en a ainsi prévenu l'influence nocive sur les parties voisines. Le passage de l'air dans ces cavernes détermine les bruits les plus divers, au milieu desquels prédomine le souffle amphorique. H... se porte très bien, il s'occupe activement toute la journée, il vit au grand air, et passe assez souvent les nuits dehors, et il n'éprouve d'autre gène qu'une légère oppression par les temps humides et froids.

## Observation III

C'est l'observation de M. F... et de sa femme Mme F...

Le mari est âgé de 40 ans; son père est mort tuberculeux ; sa sœur et son frère sont morts phthisiques; quant à lui il présente tous les symptômes de la phthisie; son poumon gauche présente à son sommet une caverne.

Sa femme présente également les signes de la tuberculose pulmonaire au début; il est probable que pour elle, la maladie a été transmise par son mari, car de son coté il n'existe aucun antécédent héréditaire.

Le mari seul se fait soigner en août 1873. Du 11 août au 24 août il augmente de 1650 grammes : en octobre il paraît guéri ; son traitement comprenait des applications régulières soir et matin, de courants électriques et à l'intérieur de l'iodure de potassium et du sel de chaux.

Quant à sa femme elle repoussa avec obstination, tout traitement par l'électricité pour s'en tenir à la méthode ordinaire. Le résultat fut fatal, elle mourut au mois de mai 1875.

F... est toujours vivant et vient de loin en loin donner de ses nouvelles.

Je pourrais citer un plus grand nombre d'observations mais lorsque la guérison a lieu, elles se ressemblent toutes. Il est donc inutile d'en citer davantage.

---

# CONCLUSIONS

Malheureusement si la phthisie pulmonaire est quelquefois curable, elle est loin de guérir toujours ! Elle déjoue le plus souvent toutes les ressources de la thérapeutique. Les traitements les plus rationnels et les mieux conduits sont fréquemment impuissants et sans considérer le phthisique comme un être voué à une mort prochaine, on doit faire toutes sortes de réserves quand il s'agit de phthisie acquise, prise même au début. Si le pronostic doit porter sur un malade dont les ascendants ont été tuberculeux, il est prudent de ne parler de guérison que dans les termes les plus restrictifs.

Les cures que nous avons obtenues jusqu'à ce jour sont si peu nombreuses qu'on doit les considérer comme accidentelles. L'emploi souvent répété du même traitement et dans des conditions aussi semblables que possible n'a plus donné ce que nous croyions pouvoir attendre et la guérison n'a pas eu lieu.

Le traitement de la phthisie pulmonaire par l'électricité

n'est pas une panacée ou le spécifique de cette affection. Il est malheureusement loin de guérir toujours et tous les cas ; mais il suffit qu'il en ait guéri quelques uns pour prendre officiellement place au rang des médications qui doivent être essayées et employées pour combattre cette terrible maladie qui chaque année, à Paris seulement, fait de huit à dix mille victimes.

Les malades que nous avons traités par l'électricité sont assez nombreux pour nous permettre de formuler les conclusions suivantes qui sont aussi celles de notre travail.

1° Non-seulement la tuberculose pulmonaire, mais encore un grand nombre d'affections pulmonaires graves, caractérisées par l'obstruction de l'arbre bronchique et l'accumulation de mucosités plus ou moins épaisses, dans les vésicules les plus ténues pourront être traitées avec succès par notre méthode ;

2° Le malade subit passivement l'action des courants électriques ; ils agissent malgré son concours ;

3° On peut les appliquer pendant longtemps ; ils ne fatiguent pas le malade ;

4° Notre traitement n'exclue en rien toute autre thérapeutique interne ou externe que l'on croira devoir employer. Et dans ces cas l'électricité apporte à toutes les fonctions un stimulus qui favorise l'action curative des remèdes ;

5° Cette méthode est applicable à tous les âges, à tous les tempéraments, et à tous les degrés de la maladie ;

6° Jamais les malades ne l'ont accusée d'avoir aggravé leur état. Elle ne peut être nuisible, soulage toujours et guérit quelquefois.

La guérison obtenue par cette méthode n'implique pas l'immunité pour une nouvelle atteinte de l'affection. Il faudrait pour cela que le malade fût à l'abri de toute cause nocive capable de le contaminer de nouveau ; mais à une nouvelle invasion on pourra encore opposer le même traitement.

---

Imprimerie A. Derenne, Mayenne. — Paris, boulevard Saint-Michel, 52.

www.ingramcontent.com/pod-product-compliance
Lightning Source LLC
LaVergne TN
LVHW012011160826
845678LV00002B/775
* 9 7 8 2 3 2 9 6 7 4 5 0 6 *